AF500316

DE LA

FORME MÉNINGITIQUE

DE LA FIÈVRE TYPHOIDE

CHEZ LES ENFANTS

PAR

James FONTAGNY
Docteur en médecine de la Faculté de Paris,
Ancien externe des hôpitaux de Paris.

PARIS
A. PARENT, IMPRIMEUR DE LA FACULTÉ DE MÉDECINE
A. DAVY, successeur
52, RUE MADAME ET RUE MONSIEUR-LE-PRINCE, 14

1883

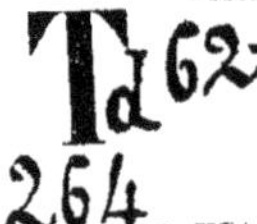

DE LA

FORME MÉNINGITIQUE

DE LA FIÈVRE TYPHOIDE

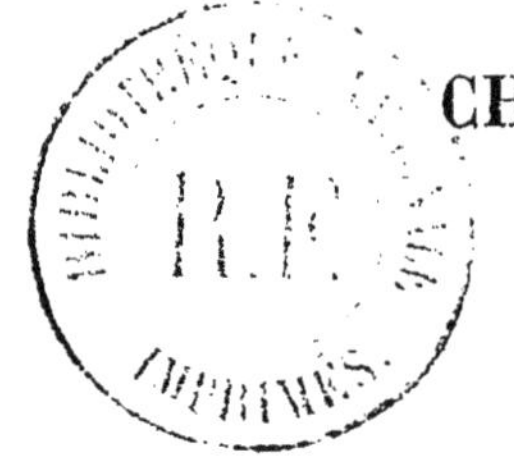

CHEZ LES ENFANTS

PAR

James FONTAGNY
Docteur en médecine de la Faculté de Paris,
Ancien externe des hôpitaux de Paris.

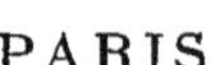

PARIS
A. PARENT, IMPRIMEUR DE LA FACULTÉ DE MÉDECINE
A. DAVY, successeur
52, RUE MADAME ET RUE MONSIEUR-LE-PRINCE, 14

1883

A LA MÉMOIRE DE MON PÈRE

A MA MÈRE

MEIS ET AMICIS

A MON PRÉSIDENT DE THÈSE

MONSIEUR LE PROFESSEUR PETER

Membre de l'Académie de médecine,
Médecin des hôpitaux,
Officier de la Légion d'honneur.

DE LA

FORME MÉNINGITIQUE

DE LA

FIÈVRE TYPHOIDE

CHEZ LES ENFANTS

INTRODUCTION.

Pendant l'année que nous avons passée à l'hôpital des Enfants, nous avons plusieurs fois été frappé de la difficulté que présentait le diagnostic de la fièvre typhoïde et de la méningite simple ou tuberculeuse, lorsque des symptômes cérébraux apparaissaient dès le début. Notre maître alors, M. Bouchut, insistait beaucoup, comme il l'a fait plusieurs fois dans son livre, sur l'embarras qu'éprouvait le praticien mis en présence de cas semblables, et éveillait notre attention sur les moindres détails, afin de nous faire éviter, plus tard, des erreurs regrettables.

Aussi, sur le conseil de notre ami M. Boulay, interne des hôpitaux, que nous remercions vivement des conseils qu'il nous a donnés et des observations qu'il nous a communiquées, nous nous sommes décidé à écrire notre première étude sur la forme méningitique de la fièvre typhoïde. Nous chercherons à établir nettement cette forme par l'étude des différents symptômes et surtout par l'interprétation des lésions anatomiques. La tâche est peut-être au-dessus de nos forces; mais nous essayerons du moins de l'esquisser en entier et de rechercher avec soin les quelques points qui nous permettront d'asseoir le diagnostic.

Nous adressons, en terminant, tous nos remerciements à M. le professeur Peter d'avoir bien voulu accepter la présidence de notre thèse.

HISTORIQUE.

Tous les auteurs qui ont décrit la fièvre typhoïde ont signalé l'importance des phénomènes cérébraux; tous ont considéré ces phénomènes comme graves et en ont fait une forme spéciale, décrite depuis longtemps, la forme ataxique.

Taupin, un des premiers, fit paraître, en 1839, des recherches cliniques sur la fièvre typhoïde des enfants, et fit remarquer que l'affection typhoïde, que l'on considérait autrefois comme très rare, est au contraire fréquente; que souvent on a considéré comme des méningites guéries de vulgaires fièvres continues. Il insiste spécialement sur les symptômes cérébraux qu'il a pu observer sans avoir cherché s'ils correspondaient à des lésions anatomiques des centres nerveux.

En 1841, Louis et Andral signalent ces symptômes.

Parmi les nombreux observateurs qui rapportèrent, dans la suite, des observations de fièvre typhoïde compliquée de méningite, nous citerons : Forget, Piorry, Beau et Bouillaud.

En 1843, Lombard et Fauconnet font paraître un mémoire sur les symptômes spinaux de la fièvre typhoïde.

Mais il faut arriver jusqu'en 1864, où M. Chedevergne, dans sa thèse, décrit une épidémie qu'il observa à l'hôpital des Enfants. Il remarqua des phénomènes cérébraux absolument analogues à ceux de la méningite, et il chercha à les expliquer par les lésions anatomiques qu'il pût constater.

En 1874, M. Cazalis, dans sa thèse sur les phénomènes congestifs de la fièvre typhoïde, consacre un chapitre fort intéressant aux congestions cérébro-spinales.

En 1875, M. Bouchut fait une clinique sur un cas de méningite typhoïde, et conclut qu'en outre des hypérémies cérébrales qui marquent le premier stade de l'affection, on peut admettre une véritable méningo-encéphalite caractérisée par une névro-rétinite pendant la vie, et après la mort par une infiltration de leucocythes dans la masse cérébrale et dans la gaine des vaisseaux.

Enfin, en 1877, M. Lereboullet fait paraître, dans la *Gazette hebdomadaire de médecine et de chirurgie*, un mémoire remarquable sur les accidents cérébraux. Après avoir examiné toutes les opinions courantes, il conclut, d'après ses recherches personnelles, à l'existence possible de méningite débutant avec la fièvre typhoïde, ou survenant pendant le cours de la maladie, et classe les lésions qu'on rencontre dans les inflammations congestives plutôt qu'hyperplasiques.

Enfin, dans le remarquable livre de Trousseau, nous retrouvons une observation typique ; le grand maître fit une erreur de diagnostic, en considérant comme une méningite une fièvre typhoïde à forme cérébrale ; l'autopsie seule lui révéla son erreur.

CHAPITRE PREMIER.

ÉTUDE CLINIQUE.

La forme méningitique de la fièvre typhoïde chez les enfants doit être considérée dans son ensemble. Il est bon d'en donner une physionomie générale.

Tous les symptômes de cette maladie sont inséparables ; lis forment une figure telle, qu'il est presque impossible de séparer quelques-uns d'entre eux, sans s'écarter du type véritable, et, par conséquent, risquer de faire une erreur de diagnostic. En un mot, comme le disait Trousseau, il ne faut pas considérer un seul tableau du drame, mais le drame tout entier, si l'one veut formuler un diagnostic exact.

Souvent, comme le fait si justement remarquer Taupin, des praticiens sérieux considéraient comme des méningites guéries des formes anormales de fièvres continues, qui disparaissaient sous l'influence d'un traitement palliatif et souvent sans la moindre médication. Avant d'aller plus loin, nous croyons utile de citer notre première observation :

Observation I (communiquée par M. Boulay).

La nommée X..., âgée de 9 ans, entre le 3 novembre 1880, salle Sainte-Marguerite, n° 4, service de M. Triboulet, à l'hôpital Sainte-Eugénie.

Antécédents. — Petite fille née à Paris. Il y a trois enfants dans la famille, vivants tous les trois. Elle a a été élevée au sein pendant dix-huit mois et a marché à 14 mois. La dentition a été accompagnée de *convulsions*. Bonne santé habituelle. Aucune maladie de l'enfance, si ce n'est la rougeole, l'été dernier.

Elle est malade depuis huit jours, et les parents attribuent la maladie à un refroidissement (?). Le début en a été marqué par des *frissons* et des vomissements. L'enfant rejetait tout ce qu'elle prenait. En même temps, elle avait des maux de tête si violents, que parfois elle poussait des cris.

Pendant la nuit, le sommeil était agité. Anorexie

complète, soif vive. Selles régulières, pas de constipation.

Etat à son entrée, 3 novembre. On constate un état méningitique des plus marqués.

On trouve l'enfant couchée sur le côté droit, les cuisses relevées sur l'abdomen et les jambes sur les cuisses. La face est pâle, un peu terreuse. Les paupières presque complètement fermées sont sillonnées d'*arborisations veineuses*. Les yeux sont dirigés en bas et un peu déviés du côté gauche. Les deux pupilles *sont dilatées* à un degré assez prononcé, celle de gauche un peu plus que celle de droite. Battements du cœur faibles et un peu sourds.

Les gencives et la langue sont sèches et fuligineuses. La petite malade a encore vomi ce matin après avoir bu une assez grande quantité de lait.

Le ventre légèrement *rétracté* est très *douloureux*. Il donne à la main une sensation toute spéciale de mollesse, d'empâtement, comme si on pétrissait de la terre glaise entre les mains. On ne voit aucune tache rosée.

Pas de saillie du foie ni de la rate.

Depuis son entrée, une seule selle composée de matières un peu noirâtres et très fétides.

La respiration est inégale, irrégulière (*Mode de Scheyne-Stokes*). Sibilances disséminées dans la poitrine.

La peau est un peu chaude, elle donne une sensation toute spéciale de sécheresse et de rudesse. Tache méningitique très prononcée.

Le pouls est petit, fréquent, facilement dépressible, mais régulier.

La malade est plongée dans un demi-coma. Quand on cherche à la secouer un peu et à la réveiller, elle pousse de longs cris plaintifs, aigus, et c'est à peine si elle entr'ouvre les yeux. Elle retombe ensuite dans sa torpeur habituelle.

La sœur du service a noté hier soir *quelques mouvements convulsifs passagers* dans les *membres supérieurs.*

La sensibilité paraît considérablement exagérée, surtout au niveau du ventre, le long de la colonne vertébrale et sur le trajet des nerfs. Si on vient à pincer légèrement l'enfant, elle pousse des cris aigus, sans articuler toutefois aucune parole. P. 140, T. m. 36,5, s. 37,4.

Traitement. — Bains, vessie remplie de glace sur la tête.

Le 5. Ce matin, amélioration dans l'état général. Aspect beaucoup moins hébété. Elle ouvre les yeux. Mouvement de rotation de la tête alternatif à droite et à gauche et presque continuel.

Respiration lente, inégale avec expiration plaintive de temps en temps.

Depuis son entrée, la petite malade laisse aller sous elle les matières fécales. P. 132, T. m. 37,7, s. 39°.

Le 6. Déviation conjuguée des yeux en bas et à droite; cependant, elle ne jette pas autant de cris. P. 120-130, T. m. 37, s. 38,4.

Le 8. Ce matin, elle pousse des cris hydrocéphaliques ; peut-être l'huile de ricin qui a déterminé l'évacuation de deux selles abondantes et jaunâtres, y est-elle pour quelque chose.

L'enfant parait toutefois avoir son intelligence ; elle a parfaitement reconnu ses parents, qui sont venus la voir ; elle comprend, mais ne répond qu'avec peine aux questions qu'on lui pose.

Les pupilles sont toujours dilatées. Depuis son entrée, la malade n'a vomi qu'une seule fois. P. 120, T. m. 37,2, s. 37°. resp. 20.

Traitement. — Bourache vineuse. Potion avec : musc 0,10, et teint. thébaique, V gouttes. Lait et bouillon.

Le 9. Trois selles abondantes, à la suite de l'administration de l'huile de ricin.

Les arborisations veineuses des paupières sont un peu moins apparentes, et les pupilles un peu moins dilatées. Le ventre est toujours très douloureux. P. 130, resp. 25, T. m. 36,3, s. 39,2.

Le 10. A peu près dans le même état de somnolence, interrompu de temps en temps par des cris plaintifs. L'enfant comprend bien ce qu'on lui dit ; tire la langue, par exemple, quand on le lui demande ; mais ne répond jamais aux questions qu'on lui fait. Elle n'a pas dit un mot depuis son entrée à l'hôpital. Râles sibilants disséminés dans les poumons. P. 123, resp. 25, T. m. 37,3, s, 39,2.

Le 11. Amélioration, du moins apparente. L'enfant ne pousse plus de cris, tient les yeux ouverts et semble s'intéresser aux choses extérieures, mais ne parle pas du tout, quoique comprenant très bien et répondant de la tête seulement par oui ou non. P. 120, resp. 25, T. m. 37,5, s. 38,5.

Le 13. L'amélioration paraît continuer. L'enfant a parlé un peu ce matin. P. 125, T. m. 37,5, s. 38°.

Traitement. — Julep gommeux. Lavement émollient. On purge tous les deux ou trois jours avec l'huile de ricin.

Le 14. Nous la trouvons ce matin avec une *contrac-*

ture des membres supérieurs. L'avant-bras est fléchi sur le bras, la main sur l'avant-bras et les doigts sur la main, du moins, la première phalange de chaque doigt, car les deux autres sont étendues sur la première. P. 125, T. m. 37,6, s. 38,8.

Le 15. La contracture a presque complètement disparu. Plaque de *stomatite ulcéro-membraneuse* à la face interne de la joue gauche au niveau des premières molaires. Pupilles dilatées. Langue sèche, deux ou trois selles en diarrhée. De nouveau, l'enfant pousse des cris par intervalles. P. 125, T. m. 37,5, s. 38,8.

Le 16. Aujourd'hui la contracture des membres supérieurs a reparu ; même mode de contracture que la première fois avec le pouce, fléchi dans la paume de la main. Douleurs de ventre plus prononcées à gauche. A poussé beaucoup de cris hier ; ne parle toujours pas.

La petite malade a presque toujours eu la diarrhée depuis son entrée ; habituellement une ou deux selles par jour. Maintenant, elle a deux ou trois selles involontaires de matières jaunâtres.

La plaque de stomatite ulcéro-membraneuse de la joue gauche offre actuellement le volume d'une pièce de 50 centimes. Elle empiète sur les gencives. Son fond est recouvert d'une matière pultacée grisâtre. Au niveau de l'ulcération, on sent dans la joue un noyau de dureté très accentué. Pas d'adénopathie bien marquée.

Dans la soirée, grincement de dents et mâchonnements. Le pouls qui, le matin, était à 130, devient imperceptible.

Convulsions surtout marquées dans les membres

supérieurs et cris plaintifs aigus pendant toute la nuit.

Le 17. Morte à 7 heures du matin.

Autopsie. Intestins. — Vaisseaux injectés par places dans l'intestin grêle ; quelques plaques de Peyer gonflées et rouges à la fin de l'iléon, et en particulier au niveau de l'appendice vermiculaire ; une *large plaque de Peyer*, exulcérée et en voie de cicatrisation.

Ganglions mésentériques gonflés et rouges.

Rate. — Légèrement augmentée de volume ; ramollie ;

Foie. — Dur, un peu fibreux.

Reins. — Congestionnés. Etoiles de Verheyen très marquées. La surface extérieure est d'un blanc jaunâtre, noirâtre par place.

Poumons. — Un peu de congestion à la base.

Cerveau. — *Adhérences de la pie-mère surtout au niveau des circonvulations frontales et pariétales ascendantes.* Après décortication, la surface du cerveau est très manifestement injectée. L'injection est surtout prononcée à la partie convexe des hémisphères ; la base est moins atteinte. On ne voit pas de granulations tuberculeuses.

Bien que l'observation que nous venons de citer soit absolument typique, nous insisterons sur la forme clinique, et nous l'exposerons le plus brièvement possible.

L'enfant est pris brusquement de frissons répétés ; il éprouve un malaise général, et commence à se plaindre de douleurs de tête. Souvent, à ce moment l'anorexie apparaît ; il est pris de vomissements alimentaires ; son sommeil est agité ; il a de la fièvre le soir.

Cet état ne se prolonge guère au delà de six ou sept jours. Bientôt la céphalalgie devient continuelle. Elle est accompagnée de constipation ou de diarrhée; et souvent les petits malades sont pris de convulsions.

C'est à ce moment que le facies méningitique apparaît dans tout son éclat. La céphalalgie devient assez persistante et assez violente pour arracher quelque fois des plaintes et même des cris aux enfants.

On les trouve couchés sur le dos, ou sur le côté, la face pâle, terreuse ou injectée, les paupières à demi fermées, les yeux convulsivés et les pupilles dilatées. Les gencives sont séches, fuligineuses, la langue rouge, fendillée et également recouverte de fuliginosités.

La respiration est tantôt normale, tantôt inégale, irrégulière, en un mot suspirieuse comme dans la méningite, mais, à l'auscultation, on constate souvent de la sibilance disséminée dans toute la poitrine.

Le ventre présente un peu de météorisme; souvent il est retraccé, aplati, creusé en bateau comme dans la méningite; mais la moindre pression exercée sur lui provoque des douleurs et des plaintes.

On ne constate guère l'augmentation de volume de la rate.

La peau est sèche; elle donne une sensation spéciale de sécheresse, et souvent laisse apparaître sous l'impression du doigt la tache méningitique.

Le pouls est quelquefois dur et résistant, mais plus souvent il est petit, faible, depressible, malgré la température qui continue à s'élever.

Dès le début, les petits malades sont assoupis; il faut les secouer fortement pour les faire sortir de leur torpeur; ils répondent plus ou moins bien aux questions.

En général, cet assoupissement se transforme en délire pendant la nuit et en coma pendant le jour. Souvent même, dès le début, les malades sont plongés dans un demi-coma, dont il est difficile de les tirer. Si on y parvient, ce n'est que pour leur arracher des cris plaintifs, et ils ne tardent pas à retomber dans leur torpeur habituelle. La nuit, au contraire, ce coma se transforme en délire violent; les malades sont tourmentés par une insomnie invincible; ils poussent des cris; ils ont des mouvements convulsifs dans les membres et dans les muscles de la face.

Comme nous venons de le voir, les symptômes cérébraux ont prédominé dès le début de la maladie et pendant son cours; mais ici, nous devons établir deux formes bien nettes.

En effet, tandis que dans les formes dont la guérison doit avoir lieu, tous les symptômes cérébraux diminuent vers le vingtième jour et ne tardent pas à disparaître, pour ne plus reparaître; au contraire, dans les formes graves, après avoir présenté une certaine ténacité dès le début, ils se compliquent, dans le cours de la maladie, de carphologie, de trismus, de contractures des membres supérieurs. L'intelligence s'éteint, les cris hydrocéphaliques augmentent, les malades grincent des dents, mâchonnent; le pouls devient imperceptible, et la mort arrive dans le coma.

CHAPITRE II.

SYMPTOMES.

Après avoir exposé la marche générale de la maladie nous croyons devoir étudier séparément les symptômes qui nous sont offerts par les différents appareils.

Facies. — Dans toutes les observations que nous relatons, les enfants présentaient, à leur entrée à l'hôpital, le facies méningitique plutôt que typhique.

Ils sont assoupis ou dans le coma; il faut les secouer violemment pour les faire sortir de cet état et ils répondent plus ou moins difficilement aux questions qui leur sont adressées.

On les trouve dans le décubitus dorsal, ou alors sur le côté, les jambes fléchies sur les cuisses et les cuisses relevées sur l'abdomen.

La face est injectée ou au contraire pâle, terreuse, les yeux sont excavés, entourés d'un cercle plombé ou largement ouvert, fixes, et immobiles ou à demi fermés. Les pupilles également ou inégalement dilatées. Les paupières fermées et sillonnées d'arborisations veineuses (obs. I) le sourcil froncé; en un mot, le facies général est celui d'une méningite plutôt que celui d'une fièvre continue.

APPAREILS DIGESTIFS. — C'est de ce côté que nous devrons dès le début, rechercher et analyser les principaux phénomènes, qui ne tarderont pas à accompagner les accidents cérébraux, pour ne pas être induit en erreur par l'aspect extérieur des malades.

Un des premiers phénomènes morbides est le vomissement dans la période prodromique ; il manque rarement ; il est accompagné d'anorexie complète, de soif vive, et quelquefois de maux de gorge.

La langue est, au début, sèche, rouge, fendillée ; mais elle ne tarde pas à se couvrir de fuliginosités, ainsi que les dents.

Vomissements. — Comme dans la méningite, les vomissements peuvent marquer le début de l'affection et se prolonger pendant le cours. Ils sont alimentaires, glaireux, mais rarement bilieux. Fréquents au début, ils peuvent disparaître, dès que la fluxion de l'intestin est nettement marquée, persister, comme dans notre 1re observation. Chédevergne les nota 6 fois sur 7. Taupin, au contraire, dit qu'ils manquent souvent dans l'épidémie qu'il observa.

Les vomissements sont accompagnés de constipation ou de diarrhée.

Constipation. — La constipation est la règle, au début ; elle peut, ainsi que les vomissements, persister, comme dans l'observation de Cazalis, malgré l'emploi répété d'éméto-cathartique ; mais il n'est pas rare de la voir céder, dàs les premiers jours, à un purgatif léger, et être remplacée par la diarrhée.

Diarrhée. — La diarrhée, qui, chez l'adulte, est presque constante dans la fièvre typhoïde, manque ou disparaît facilement dans la forme méningitique des enfants.

Plus fréquente que la constipation au début, pour Taupin, elle peut présenter, une fois établie, plusieurs formes. Tantôt elle est très abondante, comme dans notre observation II, tantôt, au contraire, elle est modérée, comme Chédevergne et Cazalis l'ont noté, et peut même disparaître devant les symptômes cérébraux qui vont en s'aggravant.

Dans notre première observation, au contraire, elle fut constante et, à mesure que les phénomènes méningitiques s'accentuaient, les selles devenaient involontaires.

Nous voyons donc, d'après ce qui précède, que ces symptômes, fournis par le tube digestif lui-même, ne présentent rien de bien fixe. Mais, ce que nous devons noter avec ce soin, c'est que, tant qu'il y a congestion cérébrale bien établie, les congestions des autres organes s'établissent difficilement, et peuvent lorsqu'elles étaient établies, diminuer et même disparaître devant une nouvelle poussée congestive des centres nerveux ou de ses enveloppes.

Abdomen. — L'abdomen est généralement dès le début douloureux, et quelquefois tellement douloureux, que la moindre pression fait sortir le malade de sa torpeur, et lui fait même pousser des cris.

Le météorisme, qui est habituel dans la fièvre typhoïde, manque souvent, ou est notablement diminué. Chédevergne et Cazalis rapportent des observations où le ventre est mou, non ballonné; d'autres, où il y a un peu de météorisme; mais ce météorisme manque souvent. Il est dans certains cas, comme Trousseau en rapporte un magnifique exemple, et comme nous l'avons noté dans notre observation I, remplacé par le ventre en bateau de la méningite tuberculeuse. Le ventre est retracté ; mais il présente une sorte d'empâtement, et il est très douloureux.

On constate fréquemment un point spécialement douloureux dans la fosse iliaque droite et du gargouillement comme dans la forme ordinaire. Mais ces symptômes sont infidèles et peuvent manquer, comme dans le cas de Trousseau ; et dans notre observation I, on ne constate que la douleur à la pression.

Appareil encéphalique. — Dans la forme grave comme dans la forme bénigne, ce sont les symptômes cérébraux qui vont dominer la scène, dès le début, et continueront pendant tout le cours de la maladie a primer les symptômes abdominaux.

Nous avons vu dans les symptômes abdominaux, que les deux premiers étaient le vomissement et la constipation plus souvent que la diarrhée ; avec eux marche généralement, et quelquefois même les précède, la céphalalgie.

Cette céphalalgie, qui apparaît dès la période prodromique, est, à ce moment, de moyenne intensité, et intermittente. Mais elle ne tarde pas à devenir continuelle, en s'accompagnant d'agitation nocturne et quelquefois de torpeur pendant le jour. Vers le 8e jour, elle devient tellement vive et souvent si intolérable, qu'elle arrache des plaintes aux malades.

Elle est bornée à la région frontale. Rarement chez

les enfants elle s'étend à la région occipitale, comme Hugues (1) l'a signalé chez l'adulte.

Pour Chédevergne, Cazalis et Taupin, c'est un phénomène constant.

Cette céphalalgie s'accompagne de stupeur, de rêvasseries, de subdélirium, de somnolence, et, lorsqu'elle atteint sa véritable intensité, le délire et le coma la suivent.

Dans les premiers jours, les malades ont des étourdissements, de la stupeur ; ils sont agités la nuit ; ils ont parfois des insomnies invincibles ; puis, vers le huitième jour, du délire et du coma.

Dans les formes graves, le délire existe dès le début ; il ne fait qu'augmenter. Il est accompagné de mouvements convulsifs, automatiques, comme dans notre observation I ; souvent il devient violent et bruyant. Ce délire existe surtout la nuit ; les insomnies persistent et les malades poussent des cris continuels.

Ils ne répondent plus aux questions : l'intelligence paraît éteinte.

A ce délire pendant le jour et surtout le matin, succède un coma profond, dont on ne tire que difficilement les malades, ou point qu'ils se laissent remuer dans leur lit comme des statues. Ce coma et ce délire vont persister jusqu'à la mort.

Dans la forme bénigne, le délire est moins violent, quoique accompagné souvent de cris. On n'a pas noté les mouvements automatiques. A ce délire pendant le jour succède non pas un coma profond, mais un demi coma, une sorte d'assoupissement, un état de torpeur, dont on peut faire sortir les malades, mais dans lequel

(1) Thèse de Paris, 1875.

ils retombent immédiatement. Ils comprennent encore et répondent aux questions qui leur sont faites.

Chédevergne, en 1862, observa ces deux formes de délire. Taupin, dans 9 cas de fièvre typhoïde à prédominance cérébrale nota le délire. Il chercha à en établir plusieurs formes, que nous pouvons faire rentrer dans les deux types que nous venons de décrire.

Le délire et le coma, d'après ces deux auteurs, ne débuteraient jamais avant le 6e jour. Nous admettrons, avec Murchison, qu'ils débuteront d'autant plus vite que la maladie présentera un caractère plus grave.

A côté de ces symptômes cérébraux, nous décrirons des troubles du côté des organes des sens et du côté de l'appareil musculaire.

Vue. — Souvent, au début, les malades se plaignent d'éblouissements, mais les troubles véritables n'apparaissent guère avant que la maladie soit bien constituée. Taupin, dans certains cas, note de la photophobie produite par la violence de la céphalalgie, ce qui pourrait expliquer la demi-occlusion presque continuelle des paupières, que l'on rencontre dans la majorité des cas.

Les pupilles sont plus ou moins dilatées, également ou inégalement des deux côtés.

Les yeux sont convulsifs, dirigés à droite ou à gauche, ou présentent, comme le rapporte M. Cazalis, une fixité spéciale.

Le strabisme est fréquent, surtout dans les cas graves : nous avons pu le noter deux fois.

Les muscles de l'œil sont souvent atteints, d'après

d'Espine et Picot, de carphologie pouvant laisser des contractures.

Mais un symptôme qui présente une certaine gravité, c'est l'injection et la sensibilité, à la pression du globe oculaire.

Ouïe. — Les bourdonnements d'oreille manquent rarement au début, et font souvent place, dans le cours de la maladie à une surdité apparente, une véritable anesthésie du nerf auditif, qui ne persiste pas au delà de la période hyperhémique cérébrale. Cependant, il n'est pas rare de voir la surdité d'une ou des deux oreilles succéder à une fièvre continue grave.

Convulsions. Contractures. Paralysies. — Les convulsions accompagnent généralement le délire des enfants ; aussi ce symptôme n'appartient pas plus à la fièvre typhoïde qu'à une autre maladie aiguë. Mais, où ces convulsions prennent un caractère important, c'est lorsqu'elles se transforment en mouvements automatiques, comme chez notre malade (obs. I), qui, vers le douzième jour, fut prise d'un mouvement de rotation de la tête alternatif de droite à gauche et presque continuel.

La carphologie est très fréquente ; Taupin l'a notée dans 91 cas : dans 79 cas elle était bornée aux tendons et dans 12 cas il observa des mouvements automatiques.

Rillet et Barthez ont noté seulement 7 fois la carphologie et 4 fois les soubresauts de tendons.

Mais, de même que dans la méningite, il n'est pas

rare de voir succéder à cette carphologie et à ces mouvements automatiques des contractures.

Ces contractures se produisent d'abord dans les muscles de l'œil; nous l'avons dit plus haut, le strabisme est fréquent. Elles peuvent s'étendre à tous les muscles du visage; on a constaté du trismus, de l'opistothonos (Picot et d'Espine). Lorsque ces contractures atteignent les membres supérieurs, l'avant-bras est fléchi sur le bras, la main sur l'avant-bras, les doigts sur la main; quelquefois le pouce est fléchi sur la main. Elles sont souvent passagères; mais dans les formes graves, elles ne tardent pas à se reproduire, pour devenir persistantes jusqu'à la mort, qui est souvent précédée de grincement de dents et de mâchonnements.

A côté de ces contractures, nous pouvons noter quelques paralysies passagères et même persistantes; elles n'atteignent pas le degré de celles que l'on peut rencontrer dans la méningite, mais elles ne méritent pas moins d'attirer l'attention.

L'aphonie a été signalée par Hugues chez l'adulte; il l'attribue à une impuissance musculaire. Nous l'avons constatée chez notre petit malade : certains jours, il obéissait bien à certaines demandes, comme celle de tirer la langue, mais il ne répondait jamais aux questions qui lui étaient posées.

La dysphagie, qui est si fréquente, est sans doute due à une déglutition rendue difficile plutôt par impuissance musculaire que par des spasmes des muscles du pharynx.

Et nous attribuerions volontiers à des paralysies incomplètes cette aphonie et cette dysphagie.

Symptômes cutanés. — Les éruptions, qui accompagnent souvent la fièvre typhoïde des enfants, ont été peu signalées dans la forme méningitique.

Les taches rosées qui, souvent, viennent aider au diagnostic, manquent surtout au début (Chédevergne, Cazalis) ; et dans les formes cérébrales graves, il est fort rare de les rencontrer. Au contraire, dans les formes bénignes, elles peuvent apparaître dans le cours de la seconde semaine.

Mais, en revanche, la peau présente souvent une sécheresse telle, qu'elle donne au toucher une sensation de rudesse et laisse apparaître, sous l'impression du doigt, la tache méningitique (obs. I et II).

Les sueurs et les sudamina sont fort rares ; cependant, nous les avons notés dans notre observation V. Il semble, d'après Cazalis, exister une sorte d'antipathie entre les congestions et l'inflammation des centres nerveux, manifestées par leurs symptômes habituels et les symptômes qui correspondent à l'existence de certaines congestions.

La peau offre encore un symptôme fort important : c'est une *hyperesthésie* qui, dans certains cas, fut tellement vive, qu'il suffisait de toucher du doigt les malades pour leur arracher des cris plaintifs (Chédevergne, Hugues).

Appareil pulmonaire. — Du côté des poumons, l'auscultation et la percussion ne révèlent rien d'anormal. Mais dans les cas graves, si l'on examine le rythme de a respiration, on constate facilement que, de régulière qu'elle était au début, elle devient inégale, suspirieuse ;

elle présente le type de Scheyne-Stokes, mais sans cependant offrir des intermittences aussi prononcées que celles qu'on rencontre dans la méningite.

Nous l'avons notée deux fois cette respiration, et dans notre première observation, nous avons vu le nombre des actes respiratoires osciller suivant la prédominance plus ou moins marquée des phénomènes cérébraux; ainsi, en même temps qu'apparaît la contracture des membres supérieurs, la respiration descend à 15 ; elle reste stationnaire et remonte à 28, vers la fin de la maladie.

A côté de ces symptômes purement réflexes, on constate des signes de bronchite et de congestion pulmonaire, tels que submatité, râles humides, sibilants, disséminés des deux côtés de la poitrine.

Ces râles peuvent se transformer, au bout de quelques jours, en râles sous-crépitants, surtout au niveau des bases, ce qui paraît indiquer la congestion. Cette congestion pourra disparaître rapidement; elle pourra aussi favoriser l'éclosion d'une broncho-pneumonie, comme Cazalis en rapporte un exemple.

Fièvre. Pouls. — Un violent frisson indique souvent le début de l'affection; il peut se produire plusieurs jours de suite, mais sans périodicité, quelquefois suivi de sueurs (Taupin).

La fièvre paraît rapidement et présente le type rémittent; dans toutes nos observations, la température a rarement dépassé 39°, le soir, et le matin elle se rapprochait toujours de la normale.

Le pouls, au contraire, présente de nombreuses variations : au début, il est souvent plein, dur, résistant, et oscille entre 120 et 140 pulsations ; il ne devient petit et mou, facile à écraser sous le doigt, qu'à une période plus avancée de la maladie. Dans les cas graves, il devient très fréquent et imperceptible au moment de la mort.

Nous n'avons pas rencontré l'intermittence du pouls si marquée dans la méningite.

Si nous examinons les rapports du pouls et de la température, nous remarquerons que le pouls conserve sa fréquence, malgré des défervescences de 2° (obs. I), et qu'il oscille plutôt qu'il ne suit, comme dans la méningite, la marche ascensionnelle de la température.

Cependant, dans l'observation IV, nous trouvons le pouls allant en croissant jusqu'à la mort. Cazalis, qui dit l'avoir remarqué d'autres fois, considère cette marche ascensionnelle comme ayant une grande valeur pronostic ; car, sauf un cas, tous les malades qui ont présenté ce type n'ont point guéri.

Le pouls est quelquefois dicrote.

CHAPITRE III.

ÉTIOLOGIE.

La forme méningitique de la fièvre typhoïde ne se montre guère chez les enfants au-dessous de cinq ans.

D'après nos observations et celles que nous avons consultées, les petites filles paraissent plus souvent atteintes que les petits garçons. Est-ce leur tempérament nerveux qui serait une cause prédisposante? Nous serions assez disposé à l'admettre.

Il nous semble également que les constitutions chétives ou strumeuses, qui présentent une résistance peu considérable, peuvent être des causes prédisposantes.

Le nervosisme doit être regardé comme la cause la plus fréquente. En effet, il n'est pas rare de rencontrer des enfants qui sont pris de convulsions ou présentent une irritabilité spéciale sous l'influence de la moindre indisposition. Nous avons un exemple dans notre première observation : cette enfant fut prise de convulsions au moment de sa dentition. Pourquoi ne pas admettre que les centres nerveux, qui chez ces sujets, paraissent être le *locus minoris resistentiæ*, seront facilement atteints par la maladie, qui prendra la forme cérébrale?

Nous venons d'examiner les causes qui peuvent exister chez le sujet lui-même; mais il serait intéressant de les rechercher également chez les parents. Ont-ils présenté des phénomènes cérébraux? Sont-ils alcooliques? Sont-ils exempts de névroses? Toutes ces questions nous paraissent avoir leur importance. Malheureusement, les renseignements nous manquent complètement sur les antécédents des parents de nos petits malades; il nous est impossible de répondre. Malgré cela, nous avons cru utile de signaler ces diverses hypothèses à l'attention des observateurs.

CHAPITRE IV.

ANATOMIE PATHOLOGIQUE.

L'anatomie pathologique nous a paru avoir une importance considérable au point de vue de l'explication des différents symptômes notés dans nos observations; aussi avons-nous recherché avec soin si les lésions cérébrales que nous avons rencontrées étaient semblables à celles qui ont été signalées par les auteurs. Malheureusement, tous les faits ne concordent pas, et, tandis que les uns ont trouvé des altérations notables, d'autres, au contraire, n'ont rien rencontré, ou des lésions si minimes, qu'ils les considèrent comme nulles.

Les auteurs sont donc divisés en deux grandes classes, suivant qu'ils n'ont pas ou qu'ils ont rencontré des lésions.

Parmi les premiers, nous voyons Louis, Andral, qui n'ont pu constater qu'une légère hyperhémie des méninges.

Trousseau, dans ses cliniques, rapporte une observation dans laquelle les phénomènes cérébraux prédominèrent, sans que, à l'autopsie, il pût rencontrer la plus petite lésion capable de les expliquer.

Au contraire les seconds ont décrit des lésions quelquefois fort avancées. En première ligne, nous devons citer Chédevergne. Cet auteur, dans les deux autopsies qu'il fit, rencontra une congestion périphérique très marquée de la masse cérébrale et des meninges. Cette congestion était accompagnée d'un épanchement de sérosité dans la cavité arachnoïdienne. Les mailles du tissu cellulaire de la pie-mère étaient infiltrées; il y avait dans certains points une sorte de décollement de la séreuse. Les ventricules étaient également remplis de sérosité. L'arachnoïde, dans un cas, était arborisée et présentait des plaques rouges disséminées à sa partie supérieure, opaques, résistant au lavage. Dans d'autres points se trouvaient des taches lactescentes, qui paraissent d'après lui d'un âge différent des premières. Les méninges, par place, étaient adhérentes à la masse cérébrale et se détachaient difficilement. La masse cérébrale offrait un piqueté rouge au niveau de l'adhérence des méninges.

En somme, Chédevergne paraît considérer trois états morbides principaux : 1° une congestion périphérique accompagnée de sécrétion de sérosité; 2° une exhalation hémorrhagique et des exsudations; 3° sur l'arachnoïde et la pie-mère des hémorrhagies méningées. Toutes les lésions, d'après lui, sont de nature congestive; et il paraît insister sur ce point, que l'hyperhémie est essentiellement primitive et l'inflammation secondaire.

M. Cazalis, dans ses autopsies, nota l'hyperhémie, quelques adhérences des méninges à la masse cérébrale. Dans une observation, le cerveau, à la coupe, présenta une piqueté rouge, surtout dans la partie corticale. Il conclut que l'hyperhémie occupe la place la plus importante parmi les lésions.

Pour Hoffman, les lésions cérébrales sont l'hyperhémie veineuse des méninges, la trombose veineuse et l'œdème méningé.

M. Bouchut, dans une clinique, rapporte une autopsie dans laquelle il constata une stase sanguine des veines méningées, une hyperhémie de la pie-mère avec quelques adhérences à la masse cérébrale, dont la substance corticale est un peu ramollie et infiltrée. Il a pu constater, dans un cas, une atrophie manifeste des nerfs optiques, allant du globe au chiasma, et un commencement d'atrophie à leur origine. Il admet l'existence de la méningite et de la péri encéphalise diffuse.

Pour MM. d'Espine et Picot, la pie-mère et la substance grise des circonvolutions sont injectées; il y a adhérence des méninges, et quelquefois le tissu cellulaire sous-arachnoïdien est le siège d'une suffusion séreuse.

Dans l'autopsie que nous rapportons au commencement de ce travail (obs. I), nous avons trouvé *des adhérences de la pie-mère, surtout au niveau des circonvolutions frontales et pariétales ascendantes.* Après décortication, la surface du cerveau est très manifestement injectée. L'injection est surtout prononcée à la partie convexe des hémisphères; la base est moins atteinte. Nous n'avons pas rencontré de granulations tuberculeuses.

Intestin. MM. Chédevergne, Cazalis et tous les auteurs ont retrouvé, dans tous les cas, les lésions ordinaires de la fièvre typhoïde. Suivant que la mort avait lieu dans le premier septenaire ou dans le second, l'in testin présentait des plaques de Peyer, commençant à s'ulcérer, ou complètement ulcérées; mais aucun des auteurs ne les ont trouvées à la période de réparation.

Dans l'autopsie que nous relatons plus haut, nous avons des plaques ulcérées, mais une d'elles était en voie de cicatrisaiion.

Les *ganglions mésentériques* sont tantôt sains et tantôt altérés.

La *rate* est généralement augmentée de volume, un peu ramollie

Le *foie* paraît souvent sain.

Les *poumons* sont congestionnés à la base ou présentent dans certains cas les lésions de la broncho-pneumonie,

Les reins présentent le plus souvent les altérations commençantes de la néphrite.

CHAPITRE V.

PHYSIOLOGIE PATHOLOGIQUE ET PRONOSTIC.

Avant de formuler le pronostic, nous devons essayer de retracer la pathogénie des symptômes cérébraux, et rechercher à quelle lésion anatomique nous rapporterons tel ou tel d'entre eux.

Dans le chapitre précédent, nous avons divisé les différents auteurs qui se sont occupés de la question en deux grandes classes. Les premiers, Louis, Andral, Trousseau, n'ayant dans leurs autopsies rencontré quelquefois que peu de lésions et souvent aucune, nièrent complètement l'existence possible de la méningite dans le cours de la fièvre typhoïde, et cherchèrent l'explication des symptômes cérébraux dans la maladie elle-même. Et ils les attribuèrent à la fièvre, à l'altération du sang, à une action réflexe de l'intestin sur le système. En un mot, ils se contentent de simples hypothèses.

Au contraire, les seconds donnent des conclusions fort acceptables, et, parmi eux, M. Chédevergne trouve dans les lésions qu'il rencontra l'explication des symptômes cérébraux. Pour lui, le délire et le coma dépanderaient des lésions péri-encéphaliques, principalement de la congestion inflammatoire des membranes et de la substance grise périphérique, la somnolence, le coma et les cris hydrocéphaliques, de l'œdème et des épanchements séreux intra-craniens. L'anxiété respiratoire, la gêne de la déglutition, le trismus, le tremblement des lèvres seraient dus à des lésions bulbaires, la contracture et les diverses lésions hyperesthésiques à des lésions péribulbaires.

M. Cazalis est moins précis, et attribue à l'hyperhémie seule des méninges et des centres les phénomènes cérébraux qu'il a rencontrés; mais, sans admettre définitivement une période inflammatoire, il ne la nie pas.

Que devons-nous admettre en présence de cette divergence d'opinions? Devons-nous nier l'existence des méningites, comme les premiers observateurs? Evidemment non; car si, dans certains cas, les lésions anatomiques sont légères et peuvent passer inaperçues, au contraire, dans d'autres, elles sont trop probantes et trop significatives.

En effet, si l'hyperhémie des enveloppes cérébrales, que nous avons rencontrée, nous explique le délire, et si nous regardons le coma comme produit par des exsudations consécutives à ces hyperhémies, nous sommes en possession de deux facteurs qui constituent les premiers stades du processus inflammatoire. Cette inflammation pourra succéder à la congestion et à l'exsudation que l'on a constatées; et elle nous expliquera les adhérences des membranes à la masse cérébrale elle-même, la persistance des phénomènes cérébraux. Cette inflammation pourra être limitée aux membranes; mais souvent elle pourra s'étendre à la masse corticale elle-même et constituer une véritable méningo-encéphalite. C'est dans ces cas que nous verrons survenir des contractures, des paralysies; et nous pourrons retrouver à l'autopsie, comme dans notre observation I (1), la lésion correspondante à tel ou tel phénomène. Le plus souvent, limitée à la région hémisphérique, dans certains cas, elle pourra se propager à la base et produire, par lésion directe des nerfs, des infirmités telles que surdité, amaurose, et souvent un affaiblissement des fonctions intellectuelles pouvant aller jusqu'à l'idiotisme.

Mais à côté de ces lésions graves, qui heureusement sont rares, tout ce travail pathologique pourra se borner à l'hyperhémie plus ou moins intense, suivie ou non d'exsudation qui pourra se résorber elle-même facilement.

Nous croyons donc pouvoir distinguer deux formes bien distinctes de méningite dans la fièvre typhoïde. Dans la première, qui est de beaucoup la plus grave, l'hyperhémie ne s'arrête pas à l'exsudation; mais elle va jusqu'à l'inflammation et quelquefois la prolifération cellulaires; il y a une véritable méningo-encéphalite.

Un Russe, M. Popof, sur douze cerveaux de typhiques put constater une inflammation du tissu cérébral par des éléments cellulaires, ressemblant à ces corpuscules lymphoïdes, corspuscules qui proviendraient du sang et seraient la suite de la lencocythose qui existe dans le typhus abdominal.

Cette forme, pour nous, est toujours mortelle. Dans la seconde, au contraire, toutes les lésions paraissent se borner à l'hyperhémie et quelquefois à l'exsudation Aussi nous retrouverons des symptômes moins violents que dans la première, et nous verrons souvent la guérison obtenue.

(1) Page 13.

Le Pronostic surgit lui-même de la distinction que nous venons d'établir. En effet, si l'on rencontre un délire violent, du coma, on pourra affirmer l'hyperhémie et l'exsudation, et en même temps dicter un pronostic réservé, si tout se borne là; car on sera en droit d'espérer la résolution.

Mais si cet état se prolonge, et qu'il survienne tout à coup des contractures, des paralysies, on pourra affirmer que l'inflammation se produit et le pronostic deviendra fatal.

D'après nos observations personnelles et celles de MM. Chédevergne et Cazalis, la mort a été aussi fréquente que la guérison. Il nous semble difficile de conclure d'une manière définitive à ce point de vue, car nos observations sont trop peu nombreuses.

CHAPITRE VI.

DIAGNOSTIC ET TRAITEMENT.

De l'avis de tous les auteurs, il est quelquefois fort difficile de distinguer une fièvre typhoïde d'une méningite, lorsque cette fièvre typhoïde revêt la forme cérébrale; mais l'importance de ce diagnostic est considérable. Aussi, après l'étude que nous avons faite des différents symptômes, et surtout de la forme clinique, nous allons essayer de retracer les grandes lignes qui nous permettront de distinguer nettement ces deux maladies.

Au début, si nous rencontrons dans ces deux maladies les mêmes symptômes (céphalalgie, vomissements, constipation) nous voyons manquer un facteur important dans la fièvre continue, c'est la période prodromique.

Tandis que dans la méningite, la période prodromique est fort longue, présente des intermittences pendant lesquelles les symptômes généraux disparaissent, au contraire, elle est très courte dans la fièvre typhoïde, et souvent elle manque complètement.

De plus, la manière d'être des enfants diffère encore à cette période dans les deux maladies. Dans la méningite, les enfants changent de caractère, mais les fonctions générales paraissent aussi normales qu'à l'ordinaire; dans la fièvre continue, au contraire, les enfants sont pris subitement d'un malaise général, les fonctions digestives sont altérées, en un mot, ils se sentent mal à l'aise; et ils auront rarement ces alternatives de mieux et d'aggravation si fréquentes dans la méningite.

Le tube digestif nous présente deux symptômes souvent communs, les vomissements et la constipation. Dans la fièvre typhoïde, les vomissements sont rarement bilieux, et si l'on rencontre souvent la constipation, jamais elle ne présentera la ténacité qui existe dans la méningite; au contraire, le plus souvent, elle cédera à un léger purgatif. L'abdomen est souvent retracté, creusé en bateau au début, mais cet état ne persiste guère au delà de quelques jours dans la fièvre typhoïde ; et il ne tarde pas à être remplacé par un météorisme plus ou moins marqué, accompagné de gargouillement, et toujours de douleur à la pression limitée à la fosse iliaque ou étendue à l'abdomen tout entier.

Du côté de l'appareil pulmonaire, nous trouvons un caractère commun, l'intermittence de la respiration ; l'auscultation et la percussion nous fournissent, en revanche, de précieux éléments de diagnostic, et, nous révèlent ces congestions intenses de la fièvre typhoïde, qui se produisent vers la fin de la seconde semaine ; et qu'il est rare de rencontrer dans la méningite. Dans le cas où elles se produisent dans cette dernière maladie, c'est comme premier signe de tuberculose ; et l'auscultation nous fera constater un poumon sec, sans sécrétion bronchique; au contraire dans la fièvre typhoïde ce sont de nombreux râles humides, sibilants, quelquefois sous-crépitants que nous entendrons.

Nous ne pouvons considérer la tache méningitique comme un élément sérieux de diagnostic, car on la rencontre souvent dans d'autres maladies aiguës des enfants. Mais nous devrons noter avec soin la température et le pouls ; dans la méningite ils suivent tous deux une marche ascensionnelle caractéristique ; au contraire dans la fièvre continue la température présente nettement le caractère remittent et le pouls oscille souvent sur place.

Nous rencontrons dans les deux maladies des contractures, mais les paralysies de la fièvre typhoïde ne portent guère que sur le pharynx (dysphagie), et sur le larynx (aphonie) ; au contraire dans la méningite elles sont plus étendues, plus persistantes. (Hémiplégies, paralysies des membres inférieurs).

Nous voyons qu'il est possible de retracer des caractères qui différencient les deux maladies ; mais ces caractères ne sont pas toujours nettement tranchés, surtout au début, où quelques-uns d'entre eux manquent. On devra alors s'enquérir avec soin des antécédents, des épidémies régnantes ; et considérer l'ensemble des symptômes, car aucun d'eux n'est pathognomonique, c'est l'association et la succession de ces divers symptômes qui préciseront et confirmeront le diagnostic.

Traitement. — Le traitement offre quelques particularités qui doivent être signalées. Nous n'avons jamais vu la température s'élever au-dessus de 39°, aussi croyons-nous que, sans délaisser la méthode antithermique, si la température s'élevait davantage, la thérapeutique doit chercher principalement à lutter contre les congestions et les inflammations cérébrales. La méthode révulsive devra être employée énergiquement : vessie de glace sur la tête, vésicatoire ; mais elle devra porter principalement sur le tube digestif, dont la fluxion s'établit difficilement ; et à l'aide de purgatifs répétés on pourra lutter utilement contre les congestions cérébrales.

Contre les inflammations nous conseillerons un antiplastique, tel que l'iodure de potassium.

OBSERVATION II. (Thèse de M. Chédevergne).

P..., 11 ans, entré le 2 décembre 1862 à l'hôpital des Enfants. Salle St-Jean, n° 31.

Malade depuis onze jours, il est dans le coma. Facies coloré, langue sèche, râpeuse, fuliginosités dentaires. Douleurs abdominales très vives, augmentées par la pression, un peu de météorisme. Pas de taches lenticulaires. Pouls très faible et très fréquent.

Le 3 Décembre. — Hier soir, après la visite, vomissements de mucosités, mêlées de vin. En ce moment prostration extrême, à peine si l'on peut tenir le malade sur son séant pour l'ausculter, sa tête retombe sur son épaule. Râles muqueux, disséminés des deux côtés de la poitrine.

Dyspnée. Lait, bouillon.

Le 5. — Strabisme prononcé, facies cérébral. Cris comme hydrencéphaliques, surtout quand on remue le malade. Matité au sommet droit ; râles sous-crépitants très abondants dans les deux poumons. L'enfant meurt dans la journée.

Autopsie le 7 décembre, au matin.

Cerveau. — A l'ouverture de la dure mère, il s'écoule une quantité notable de sérosité sanguinolente. Le système veineux du cerveau est dilaté, variqueux, et rempli d'un sang noir. L'arachnoïde est rosée et arborisée dans une grande partie de son étendue. Sur les faces latérales des hémisphères, dans un espace de quelques centimètres carrés, on trouve des plaques rouges épaissies, nettement délimitées. A la partie supérieure des hémisphères, et au niveau de la scissure de Sylvius, sur laquelle ils s'étendent comme un voile, on trouve des tractus et des opacités blanchâtres, des taches lactées comme dans la péricardite; la séreuse en ces points est visiblement épaissie. Au-dessous, les vaisseaux de la pie-mère sont notablement distendus. Il en est de même de la substance blanche qui est ferme. Les ventricules latéraux sont un peu dilatés, et contiennent une certaine quantité de liquides séreux, mélangé d'une faible quantité de sang. Ils sont vascularisés à leur face interne. Les bandelettes optiques paraissent parfaitement saines. Le bulbe, la protubérance et le cerveau ne présentent aucune altération appréciable.

Poumons. — Aspect apoplectique, pneumonique des deux poumons avec emphysème intervésiculaire.

Abdomen. — Dans les 10 derniers décimètres de l'intestin grêle, on aperçoit, à travers le péritoine, six plaques rouges de la largeur d'une pièce de 0,50 centimes à celle d'une pièce de 2 francs. Après l'ouverture de l'intestin, nous trouvons la valvule rouge et injectée. Aux surfaces rouges du péritoine viscéral, correspondent des plaques de Peyer saillantes sur les bords. Au milieu seulement, altération commençante, ne dépassant pas le tiers de l'épaisseur de la muqueuse.

Le gros intestin ne présente aucune altération. *Les ganglions mésentériques* sont gonflés en petit nombre et ont conservé leur aspect normal. La rate est un peu augmentée de volume. Le foie paraît sain.

OBSERVATION III. (Thèse de M. Cazalis).

P... (Claire), 11 ans, entre le 18 janvier 1871, Salle Ste-Marguerite, n° 15. Service de M. Triboulet. Hôpital Ste-Eugénie.

L'enfant est malade depuis le 4 janvier, elle toussait et se plaignait de la tête, pas d'autres renseignements.

Etat actuel, 19 janvier. — Décubitus dorsal ; prostration ; surdité ; perte de connaissance, délire ; trismus et tremblement des membres ; lèvres croûteuses, dents faligineuses. Le ventre n'est pas ballonné, mais très douloureux. Taches rosées, deux selles liquides, jaunes, depuis hier. Toux grasse. Râles sous-crépitants à droite. Pouls 136.

Le 20. — Emétique ce matin 0,03. Très peu de vomissements ; fixité des yeux ; raideur du cou ; délire continuel et quelquefois violent la nuit. Diarrhée, même râles. Pouls à 112.

Le 23. — Plaintes, délire, raideur du tronc, l'enfant boit avec plaisir, pouls à 116.

Le 24. — Le délire fait place à une somnolence comateuse, pâleur cadavéreuse de la peau. Râles sous-crépitants nombreux à droite. Pouls 116.

Le 25. — Maigreur. Coma. Pouls 120. Rhum 10 gr. 6 pilules de camphre.

Le 26. — Coma. pâleur. *Contracture des extrémités*. Trois selles en diarrhée. Râles à droite. Souffle à gauche. Pouls 116.

Le 27. — Mort.

Autopsie, le 28 janvier. — La pie mère et l'arachnoïde présentent une teinte opaline. Sur les circonvolutions supérieures des hémisphères cérébraux : les méninges sont fort épaissies. La substance cérébrale est dure ; à la coupe on trouve un piqueté fort abondant.

Les Poumons présentent chacun une coloration foncée ; dans les lobes inférieurs le tissu est lourd, crépite mal, plusieurs lobules ne s'insufflent pas ; à la coupe, le tissu est ferme ; il s'écoule peu de sang ; plusieurs lobules tombent au fond de l'eau. Au sommet droit, petite caverne entourée d'induration. Le cœur est flasque et mou.

Abdomen. — Quelques plaques de Peyer vers le cæcum sont gonflées, injectées, sans ulcération ; quelques follicules présentent les ulcérations.

Le foie volumineux est mou et décoloré. Les reins sont mous et d'un gris jaunâtre.

Observation IV (Thèse de M. Cazalis).

P... (Marie) entre le 13 janvier 1881, salle Sainte-Marguerite, n° 15, service de M. Triboulet, hôpital Sainte-Eugénie.

L'enfant est malade depuis le 9 de ce mois. Elle a eu de la fièvre, des maux de tête, des vomissements, quelques convulsions, du délire la nuit. Douleurs de ventre, constipation. Pas d'épistaxis.

La face est grippée, subictérique, avec des plaques rouges sur les pommettes, lèvres sèches ; langue rouge sur les bords, blanche au milieu ; somnolence, abattement, cris inarticulés ; l'enfant ne répond à aucune question. Ventre ballonné, sonore, très douloureux. Raideur du tronc, il faut employer beaucoup de force pour asseoir l'enfant. Râles sous-crépitants dans chaque poumon. P. 136.

Le 15. Il y a eu hier des vomissements, du délire qui dure encore ; la perte de l'intelligence est complète ; plaintes et gémissements ; trismus, constipation. P. 152.

Soir. Un lavement a amené des selles énormes. Trismus ; fuliginosités des dents. Pas de taches rosées.

Le 16. Même état. *Strabisme interne de l'œil droit.* P. 148.

Le 17. Une seule selle hier. Coma, trismus. Râles sous-crépitants à gauche. P. 156.

Soir. Agitation extrême. Râle trachéal. P. 164. Mort dans la nuit.

Autopsie. — La pie-mère est fortement injectée, mais n'offre ni épaississement, ni plaques lactées. Le cerveau est fortement vasculaire, et on trouve à la coupe un piqueté fort abondant :

Le tissu cérébral est ferme.

Ulcérations de l'intestin.

Congestion intense des deux poumons.

Reins altérés.

Observation V (communiquée par M. Boulay).

La nommée Baric, âgée de 11 ans 1/2, entre le 26 novembre, salle Sainte-Marguerite, n° 23. Service de M. Triboulet, Sainte-Eugénie.

Antécédents. — Cette petite fille est à Paris, seulement

depuis deux mois, elle a vécu dans des conditions hygiéniques en apparence assez bonnes.

Depuis quinze jours, malaise général, anorexie, accuse des maux de tête et des douleurs de ventre ; mais elle est alitée seulement depuis quatre jours.

Traitée au dehors par des purgatifs.

Etat à son entrée. — Attitude et facies profondément prostrés ; yeux encavés avec pupille dilatée. Face un peu injectée ; langue et lèvres sèches, la malade avale difficilement ; anorexie complète, soif vive, pas de vomissements. Ventre douloureux, gargouillement très prononcé dans la fosse iliaque droite. Diarrhée, huit à dix selles par jour : cette nuit, selles involontaires.

Respiration pulmonaire très pure. La malade est plongée dans une grande torpeur, elle pousse de temps des cris plaintifs. Délire pendant la nuit. T. m. 37°, s. 39,6.

29 novembre. L'émétique pris ce matin n'a amené aucun effet, la petite malade est toujours dans un état d'abattement très prononcé. Elle tient les yeux fermés, les pupilles sont dilatées et les pommettes injectées. La langue est râpeuse et sèche comme un morceau de bois. La respiration est anxieuse, suspirieuse avec bulles dans la base droite. Le ventre est toujours tendu et douloureux.

Pas de vrai délire, mais beaucoup de plaintes et de gémissements. T. 37,7, après un vomitif, s. 39°.

Traitement. — Potion avec eau-de-vie, 10 grammes sinapisme sur le côté droit de la poitrine. Émétique, tous les deux jours.

Le 30. Toujours respiration inégale plaintive ; grande torpeur, cependant elle répond encore quand on lui adresse la parole. Paupières fermées, dilatation des pupilles. Ventre douloureux et dur ; sudamina nombreux. Sibilances disséminées dans la poitrine. T. m. 38,4, s. 39°.

1er décembre. Assoupissement toujours très marqué. Deux selles liquides hier et, pour la première fois, volontaires. Toujours respiration plaintive. T. m. 38°, s. 38,4.

Le 2. La prostration augmente plutôt qu'elle ne diminue. Fuliginosités de la langue des lèvres et des gencives. T. s. 37,6.

Le 5. Même état.

Le 8. Trois selles volontaires dans la journée. T. m. 37,5, s. 38,6.

Le 9. Aspect beaucoup moins typhique que méningé Assoupissement interrompu ; la malade laisse aller ses urines. T. m. 38,6.

Le 11. On observe un mieux notable, aspect beaucoup moins comateux, l'enfant commence à causer. T. m. 37,3, s. 38,4.

Le 12. La langue se nettoie. 2 ou 3 selles par jour, mais volontaires. T. m. 37,5, s. 37,8.

Le 14. La malade est maintenant très éveillée.

Le 18. L'amélioration continue. Encore un peu de diarrhée. T. m. 37,6, s. 38°.

Le 20. La malade peut-être considérée comme entrée en pleine convalescence. Guérison.

OBSERVATION VI (Thèse Cazalis).

B..., 8 ans : 20 septembre, salle Sainte-Marguerite, service de M. Triboulet, hôpital Sainte-Eugénie.

On ne peut obtenir sur cette petite fille de renseignements positifs ; on sait par elle-même qu'elle est couchée depuis six jours, qu'elle a vomi, qu'elle a eu mal à la tête, qu'elle a eu la fièvre.

Le 21. Assoupissement, décubitus dorsal, prostration ; bouche ouverte, lèvres sèches, fendillées, croûteuses, dents couvertes de croûtes fuligineuses ; langue sèche, rouge, fendillée. Surdité apparente, lenteur de la parole, déglutition facile. Le ventre est souple, mou, non ballonné, sensible à la pression dans les flancs, et dans les fosses iliaques, taches roses pâles, pas de selles depuis dix-huit heures.

Hier, il y a eu une crise d'agitation avec céphalalgie et cris violents.

Nuit calme à la suite.

La peau est moite ; le pouls est petit à 104. Toux grasse, petite, rare ; râles sous-crépitants et souffle au sommet droit.

Traitement. — Julep diacodé, avec kermès 0,10. Lav. lait, bouillon.

Le 22. Emétique 0,03 avant la visite, pas d'effet.

Hier soir. Accès de cris et d'agitations semblable à celui d'avant-hier, l'enfant refuse de boire, raideur du cou, les yeux sont brillants, fixes, bien ouverts. Le souffle est entendu à droite et on en entend à la base gauche. Pouls 88.

Le 23. Douleur du cou, torticolis ; douleurs de ventre très considérables. Les yeux sont égarés et brillants ; délire ; peau du ventre sèche et flasque, quoique le ventre soit ballonné. Mêmes phénomènes stéthoscopiques. Pouls 80.

Le 24. Emétique. Pas d'effet. Les douleurs du cou sont

plus violentes, même état, les râles diminuent un peu, Pouls à 80.

Le 25. Sommolence cette nuit, ventre très douloureux ; peu de diarrhée, souffle et râles crépitants à droite, subdélirium, grande fatigue. Pouls à 76.

Le 27. Limonade magnésienne après la visite, peu d'effet.

Le 28. Langue bonne, bouche humide, les yeux ont perdu leur éclat singulier, l'enfant a maigri. Pouls à 60. Râles sous-crépitants à gauche ; surtout la pupille droite est dilatée.

Le 29. Sommeil tranquille, pas de fièvre, les selles durcissent, le souffle a disparu, les râles diminuent.

9 octobre. La convalescence a été rapide et l'enfant quitte l'hôpital complètement rétabli.

Paris. — A. PARENT, imp. de la Fac. de médec., A. DAVY, successeur, 52, rue Madame et rue M.-le-Prince, 14,

www.ingramcontent.com/pod-product-compliance
Ingram Content Group UK Ltd.
Pitfield, Milton Keynes, MK11 3LW, UK
UKHW012301240726
13966UKWH00004B/1538

9 782011 943705